CONTRIBUTION A L'ÉTUDE

DE LA

GRENOUILLETTE SUBLINGUALE VULGAIRE

OU

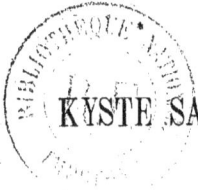

KYSTE SALIVAIRE DU PLANCHER BUCCAL

PAR

Le Dr Eugène BÉCAMEL

MONTPELLIER

IMPRIMERIE ET LITHOGRAPHIE CHARLES BOEHM

ÉDITEUR DU NOUVEAU MONTPELLIER MÉDICAL

1898

CONTRIBUTION A L'ÉTUDE

DE LA

GRENOUILLETTE SUBLINGUALE VULGAIRE

OU

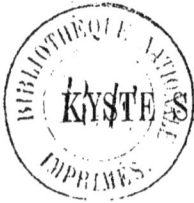

KYSTE SALIVAIRE DU PLANCHER BUCCAL

PAR

Le Dr Eugène BÉCAMEL

MONTPELLIER

IMPRIMERIE ET LITHOGRAPHIE CHARLES BOEHM

ÉDITEUR DU NOUVEAU MONTPELLIER MÉDICAL

1898

A MON PÈRE ET A MA MÈRE

A MES FRÈRES

A MA SŒUR

BÉCAMEL.

Monsieur le Professeur FORGUE

Professeur de Clinique chirurgicale

A MES ONCLES ET A MES TANTES

A MES PARENTS

BÉCAMEL.

A MES MAITRES

DE LA FACULTÉ DE MONTPELLIER

A MES AMIS

Bécamel.

INTRODUCTION

Sous le nom de tumeurs des glandes salivaires du plancher buccal, il existe une catégorie de maladies qui, pour être moins fréquentes et moins étudiées que celles de la parotide, présentent cependant un grand intérêt. De ce nombre sont les tumeurs d'origine salivaire, liquides ou enkystées, communément désignées sous le nom de grenouillettes.

Il en existe trois grandes variétés :

1° La grenouillette sublinguale.

2° La grenouillette sus-hyoïdienne.

3° La grenouillette congénitale.

La première variété seule fera le sujet de notre thèse : c'est en effet la variété la plus fréquente ; on la désigne sous le nom de grenouillette sublinguale ; elle est encore appelée « commune ou vulgaire ».

L'idée de ce travail nous a été inspirée par une observation complète de grenouillette opérée par M. le professeur Forgue, observation recueillie avec grand soin par notre ami Jeanbrau, interne des hôpitaux.

Que M. le professeur Forgue nous permette de lui exprimer ici notre reconnaissance, pour la bienveillance qu'il nous a toujours témoignée dans le cours de nos études ; son amabilité pour ses élèves nous a tout naturellement conduit à lui.

Nous le remercions de tout cœur, pour l'honneur qu'il nous fait en acceptant la présidence de notre thèse.

Nous n'avons garde d'oublier nos autres maîtres de Montpellier, où nous avons commencé et terminé nos études. Nous garderons longtemps souvenir de leur enseignement.

Merci enfin à notre ami Jeanbrau, qui a bien voulu mettre à notre disposition, avec sa bienveillance habituelle, l'observation qui a été le point de départ de notre thèse.

Notre modeste travail est une revue aussi complète que possible de la question si controversée des grenouillettes sublinguales. Un travail de Suzanne, de Bordeaux, paru dans les *Archives de Physiologie* de 1887, est venu jeter un jour nouveau sur la pathogénie et l'anatomie pathologique de cette question. C'est à cet auteur que nous avons emprunté ses idées, et nous nous sommes inspiré de son travail pour le chapitre délicat de la pathogénie.

Notre thèse est ainsi conçue :

Après un court historique sur la question, nous donnons en détail l'observation recueillie dans le service de M. le professeur Forgue, en y joignant la photographie de la tumeur.

Cette observation est seule dans notre thèse. Nous avons jugé inutile d'y en ajouter d'autres, que nous aurions pu emprunter à divers auteurs, mais qui auraient été, pour la plupart, moins complètes que la nôtre.

Après l'observation, nous passons en revue l'étiologie et la pathogénie de cette affection.

Dans un troisième chapitre nous étudions l'anatomie pathologique.

Un quatrième chapitre résume la symptomatologie.

Le diagnostic et le pronostic suivent l'étude des symptômes, et dans un dernier chapitre, nous faisons connaître le mode le plus rationnel de traitement.

Nos conclusions terminent notre travail.

CONTRIBUTION A L'ÉTUDE

DE LA

GRENOUILLETTE SUBLINGUALE VULGAIRE

OU

KYSTE SALIVAIRE DU PLANCHER BUCCAL

CHAPITRE PREMIER

Historique

L'histoire de la grenouillette sublinguale est longue et pleine de controverses. Pendant une très longue période, toutes les tumeurs du plancher buccal, tant solides que liquides, étaient considérées comme des grenouillettes. Mais la période où régnérent les hypothèses les plus gratuites, est celle qui date d'Hippocrate et qui va jusqu'au xviiie siècle.

Les chirurgiens de cette époque éloignée, ignorant l'anatomie normale, manquant des recherches anatomo-pathologiques, méconnurent la nature et le siège de ces tumeurs.

Hippocrate semble avoir fait de la grenouillette une inflammation locale, susceptible de suppuration, à laquelle il aurait

donné le nom d'hypoglossite. Mais il est cependant moins affirmatif que Celse, qui prend la grenouillette pour un vulgaire abcès
sublingual.

Après ces deux auteurs, Aétius fait de la grenouillette de sim-
ples dilatations variqueuses, et Ambroise Paré, entraîné par le
courant des idées alors régnantes, ne pensant qu'aux phlegmes,
aux pituites, à l'atrabile et autres tumeurs peccantes, ne voit
dans la grenouillette «qu'un amas de matière pituiteuse, froide,
humide et visqueuse tombant du cerveau sous la langue.»

Ces hypothèses ne méritent pas une plus longue attention.

Ce n'est qu'avec le dix-huitième siècle, grâce aux travaux
d'hommes illustres, que la grenouillette put être étudiée d'une
façon plus sérieuse. Les recherches anatomiques sont poussées
plus loin, et Wharton, Bartholin et Rivinus, qui étudient l'anatomie des glandes salivaires, démontrent dans ces glandes l'existence de canaux excréteurs qui portent leur nom.

Il devint alors tout naturel de songer que la nature et l'origine
des grenouillettes pouvaient avoir quelque rapport avec ces conduits glandulaires. On sortit un peu du champ des hypothèses
assez fantasques d'Aétius et d'Ambroise Paré, et quelques auteurs,
Louis, Munnichs et Jourdain entre autres, émirent l'opinion que
la grenouillette sublinguale pouvait bien être due à une rétention salivaire dans les conduits de ces glandes. L'oblitération des
voies d'excrétion expliquerait cette rétention.

Cette opinion, acceptée dès le début avec enthousiasme, n'eut
que peu de durée.

Vers 1830, les chirurgiens réagissent contre cette doctrine,
et les attaques de Malgaigne contribuent pour une large part à
la faire tomber dans l'oubli. La grenouillette est, à cette époque,
considérée comme un kyste folliculaire provenant des glandes
buccales.

En 1840, un anatomiste allemand, Fleischmann, croit décou-
vrir sous la face inférieure de la langue, une bourse séreuse qui

porte son nom, et la grenouillette devient pour lui une hydropisie de cette bourse séreuse. Cette idée n'a pas prévalu, et l'existence de cette bourse séreuse a été même niée par Richet, par Paulet et Sappey. Du reste, on peut affirmer sans crainte que, si la bourse de Fleischmann n'est pas problématique, ainsi que le disent MM. Forgue et Reclus, au moins est-elle peu commune.

Les travaux de Tillaux et sa découverte de glandes sublinguales accessoires viennent jeter un jour nouveau sur la question. Nous verrons, en étudiant la pathogénie de cette affection, les conclusions auxquelles est arrivé Suzanne, dans son travail remarquable paru dans les Archives de Physiologie de 1887.

Quoi qu'il en soit, les grenouillettes sublinguales sont aujourhui bien définies, avec Duplay, « des tumeurs d'origine salivaire liquides et enkystées, siégeant au niveau du plancher buccal. » Cette définition nous permet d'exclure un grand nombre de tumeurs kystiques, de nature variable, confondues à tort par beaucoup d'auteurs sous la même dénomination.

Observation.

Recueillie dans le service de M. le professeur Forgue.

Grenouillette sublinguale. — Extirpation de la poche. — Guérison.

V..., Louis, 19 ans, cordonnier à Celleneuve.

Antécédents héréditaires. — Sans intérêt.

Antécédents personnels. — Le malade tousse depuis quelques mois. Jamais de fièvres éruptives, ni d'angines, ni de stomatites.

Maladie actuelle. — En mars 1898, il s'aperçut un jour, en mangeant, de la présence, au niveau de la région sublinguale à droite, contre le maxillaire, d'une petite tumeur molle, du volume d'un pois.

Le malade n'y prit pas garde les premiers jours. mais, voyant que la tumeur augmentait peu à peu de volume et commençait à le gêner pour parler et pour manger, se demanda quelle pouvait en être la cause. A défaut d'autre explication, il pensa qu'en sifflant, une éraillure de la muqueuse avait laissé pénétrer de l'air, qui avait ainsi, sous une certaine pression, décollé la paroi et produit ce petit kyste, dont la transparence était telle qu'il semblait en effet ne contenir que de l'air. Pendant trois semaines la tuméfaction continua à grossir, sans provoquer toutefois de douleurs, soulevant la langue, qui devint maladroite dans l'articulation des mots et gênée dans la mastication, provoquant une salivation abondante, forçant le malade à dormir la bouche ouverte. Préoccupé par ces symptômes, le jeune homme se présente à M. le professeur Forgue, le 6 avril 1898.

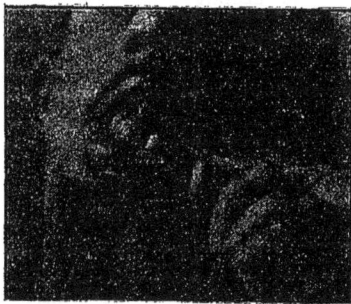

A l'examen : le malade, un peu chétif et d'état général douteux, présente, en ouvrant la bouche, dans la région sublinguale droite, une tumeur nettement circonscrite, du volume d'une grosse noix, à grand axe allongé parallèlement au maxillaire inférieur. Son extrémité antérieure arrive à 2 ou 3 millim. du frein de la langue ; son pôle postérieur atteint la troisième grosse molaire ; son bord externe soulève le cul-de-sac muqueux qui se continue avec la gencive ; son bord interne se confond avec la face inférieure de la langue. Cette tumeur, parfaitement arrondie, à surface lisse

et blanc rosé, recouverte par la muqueuse amincie, laisse soup-
çonner par transparence la présence d'un liquide opalin. Au toucher, elle est nettement fluctuante, de consistance homogène, non
réductible, sans mouvement d'expansion, à base se confondant
insensiblement avec les tissus voisins. La palpation ne permet
pas de reconnaître la présence de tumeurs secondaires.

Le côté gauche du plancher buccal est normal.

Les régions sous-maxillaire et sus-hyoïdienne ne présentent
rien de particulier ni à l'inspection ni à la palpation.

Au point de vue fonctionnel, le kyste est absolument indolent
et la pression ne provoque pas de douleur. Le malade parle facilement, mais ne prononce pas distinctement les labiales et certaines dentales ; toutefois la voix, comme le fait remarquer M. le
professeur Forgue, est loin de présenter un timbre qui puisse la
faire comparer au coassement de la grenouille.

Diagnostic.—grenouillette sublinguale.

Traitement.—Le 7 avril 1898, après lavages de la bouche, on
soulève la langue avec une pince, et, avec l'aide de ciseaux, M. le
professeur Forgue sectionne rapidement la poche au ras du plancher de la bouche ; le premier coup de pointe laisse écouler un
liquide opalin, visqueux, bien homogène, que l'on aspire avec une
pipette stérilisée, sans toutefois qu'il soit possible d'empêcher
son mélange avec quelques parties de sang et de salive, à cause
des mouvements de déglutition du malade.

La paroi kystique est enlevée aux trois quarts ; il ne reste que
la paroi inférieure, qu'il est impossible de décortiquer. On aper·
çoit à son niveau, en arrière, deux ou trois autres petits kystes,
inégaux, ressemblant à des grains de raisin. On les enlève en
quelques coups de ciseaux, et on cautérise au chlorure de zinc à
1 pour 10.

Suites opératoires.— Les jours suivants, le malade, à qui l'on prescrit l'alimentation liquide, se lave la bouche plusieurs fois par jour, et le huitième jour il est entièrement guéri. Il ne reste plus qu'une cicatrice un peu sensible aux aliments chauds, mais qui ne gêne pas les mouvements de la langue.

Un mois après, une récidive apparaît au niveau de l'ancien kyste ; une petite poche se forme, du volume d'un pois, mais elle se vide spontanément deux jours après.

Etat actuel. 10 *juillet* 1898. — Le malade est complètement guéri. A l'inspection, on trouve seulement, au niveau de sa région sublinguale droite, une muqueuse irrégulièrement plissée, un peu rouge, avec une cicatrice linéaire, qui, en un point, paraît présenter une solution de continuité ; par cette fistule s'écoule un peu de liquide qui est de la salive très vraisemblablement. En aucun point il n'y a de récidive.

Le malade parle et mastique correctement.

Analyse chimique du liquide. — Cette analyse, faite très obligeamment par M. le professeur agrégé Moitessier, donne le résultat suivant : liquide opalin, strié de quelques filets de sang, très épais, visqueux, filant, très riche en mucine, contenant des traces insignifiantes de ptyaline et de sulfocyanate de potassium, qui paraissent dues aux quelques gouttes de salive qui se sont mélangées avec le liquide du kyste.

Examen histologique de la poche. — Les fragments de la tumeur, aussitôt enlevés, sont étalés sur une plaque de liège, et fixés dans l'alcool. Les coupes, faites au laboratoire d'histologie de la faculté, par M. E. Grynfeltt, chef des travaux, ont été examinées par M. le professeur Vialleton, que nous remercions ici et qui a bien voulu nous dicter le résultat de son examen.

Les coupes examinées montrent simplement qu'on est en présence d'un morceau de muqueuse normale ; la face externe est revêtue par l'épithélium buccal ordinaire ; la face profonde, qui reposait sur la cavité du kyste, est constituée par du tissu conjonctif renfermant des fibres musculaires, et ne présente pas de revêtement épithélial comme on en décrit dans les cas types de grenouillettes. Sur aucune des coupes examinées on n'a pu voir des traces de cet épithélium.

Cette membrane kystique, absolument analogue comme nous venons de le dire à la muqueuse buccale, présente cependant quelques marques d'une irritation légère subie par ces tissus ; ainsi, dans l'épithélium, on trouve un nombre de leucocytes émigrés beaucoup plus grand qu'à l'état normal ; le derme ou chorion est aussi infiltré de cellules jeunes, et, sur de nombreux points, les cellules connectives, légèrement hypertrophiées, sont en assez grand nombre. Le derme renferme une grande abondance de vaisseaux sanguins.

Telle est, relatée dans un premier chapitre, l'observation complète, que nous devons à l'obligeance de M. le professeur Forgue.

Son exposé nous conduit, tout naturellement, à l'étude du mode étiologique et pathogénique de la ranule.

CHAPITRE II

Etiologie et pathogénie.

ETIOLOGIE. — L'étiologie de la grenouillette est très obscure. Tous les auteurs sont d'accord cependant, pour affirmer que cette affection, rare dans la première enfance, devient fréquente chez l'adulte. Le maximum de fréquence se trouverait entre dix et trente-cinq ans. On ne possède aucune donnée précise quant à la fréquence plus grande chez l'homme que chez la femme.

Les mêmes réserves doivent être faites au sujet des causes immédiates de cette affection. Bien qu'on ait incriminé certaines professions, telles que celles de chanteur, d'avocat, nous ne croyons pas que la grenouillette existe plus souvent chez eux que chez d'autres. Le malade de M. le professeur Forgue, pour être un simple cordonnier, n'avait pas été épargné par la ranule. L'altération de la salive, le spasme des canaux excréteurs, invoqués aussi comme causes étiologiques, ne méritent pas un plus grand crédit. Les causes locales semblent devoir jouer un rôle plus important. Bon nombre d'auteurs citent des affections de la muqueuse buccale, ulcérations, aphtes, stomatites, comme déterminant la formation de kystes sublinguaux. Les morsures de la langue expliqueraient la fréquence relativement plus grande des grenouillettes chez les épileptiques.

Qu'on nous permette de faire remarquer que, dans le cas de ranule de notre observation, rien, soit dans les antécédents héréditaires, soit dans les antécédents personnels ne nous met sur la voie du mode étiologique de ces tumeurs.

PATHOGÉNIE. — Si l'étiologie de la ranule est encore pleine d'obscurités, la pathogénie de cette affection n'est pas moins embrouillée.

De nombreuses théories se trouvent en présence, qui, toutes, cherchent à expliquer à leur manière le mode de formation de la grenouillette sublinguale, et si, grâce aux travaux de nombreux auteurs, on est aujourd'hui d'accord sur l'origine et la nature de la grenouillette, le siège exact et le mode de formation de ce kyste prêtent encore à discussion.

1° *Théorie allemande : la grenouillette a son siège dans les glandes de Nühn-Blandin.* — La première hypothèse émise pour expliquer la pathogénie de la grenouillette est celle qui place le siège d'origine de cette tumeur dans la glande de Nühn-Blandin. Les auteurs allemands, au nombre desquels il faut surtout citer Recklinghausen et Sonnenburg, se sont faits les défenseurs de cette idée. Cornil et Ranvier, à leur tour, doivent être cités comme se rangeant à l'avis des Allemands.

C'est Recklinghausen le premier, qui a émis cette théorie. Son point de départ lui fut fourni par une observation de grenouillette, rencontrée sur le cadavre d'une femme de 34 ans. Cette ranule, à siège atypique, était absolument intacte et tout à fait indépendante des conduits salivaires, qui n'avaient aucun rapport avec ses parois. Recklinghausen fit l'examen microscopique, et affirma que le siège de cette tumeur était la glande de Blandin. Quant à son mode de formation, voici ce qu'il en dit :

« Cette tumeur, ajoute-t-il, est probablement un kyste dû à la dilatation d'un des conduits excréteurs du parenchyme glandulaire ». Sonnenburg, dans un travail paru in *Arch. für klin. chir. de Berlin*, 1883, vint confirmer les résultats de Recklinghausen ;

2

pour lui, et il est très affirmatif sur ce point, la grenouillette ordinaire, vulgaire, se développe dans les glandes de la pointe de la langue et non ailleurs.

Cornil et Ranvier professent la même opinion. D'après ces auteurs, « le développement du kyste serait dû à une inflammation chronique avec sclérose du tissu conjonctif qui entoure les conduits glandulaires, d'où il résulterait un rétrécissement de ces conduits en un point ; la sécrétion, continuant, produirait une dilatation en arrière du rétrécissement ».

Pour soutenir leur théorie, les auteurs allemands se fondent encore sur ce que la paroi de la poche, dans les grenouillettes, est couverte de fibres musculaires qui n'existent pas au-dessous du plancher buccal.

Ce gros argument, tiré de la présence de fibres musculaires dans l'épaisseur de la paroi de la grenouillette, était fait pour embarrasser beaucoup d'auteurs. Mais, après les recherches anatomiques de Suzanne, de Bordeaux, parues dans les *Archives de Physiologie* de 1887, la lumière a été faite sur cette question. Cet argument tombe, en effet, devant la constatation faite par Suzanne, de fibres musculaires striées, à direction antéro-postérieure provenant du génio-glosse, dans l'épaisseur de la muqueuse du plancher buccal.

Que penser de cette théorie ? On peut affirmer que l'opinion des allemands, tout en méritant d'être respectée, car nous croyons que, exceptionnellement, et comme du reste semble le démontrer l'autopsie de Recklinghausen, la glande de Blandin peut être le siège de la grenouillette, cette opinion n'explique pas la pathogénie de la tumeur. Il existe, à côté de l'autopsie unique de Recklinghausen, de nombreuses dissections et ablations de ranules, dont le siège exact a été anatomiquement déterminé, et placé dans la glande sublinguale. Quant au mode de formation du kyste, l'explication en sera donnée lorsque nous ferons l'étude de la théorie pathogénique la plus vraisemblable, celle qui est aujourd'hui admise par la majorité des auteurs, et qui est tout au long exposée dans le travail de Suzanne.

2° *Théorie de la rétention salivaire.* — C'est celle qui cherche à expliquer la pathogénie de la grenouillette, en ne voyant dans cette tumeur qu'une simple dilatation du canal de Wharton.

Nous pourrions réfuter cette théorie par un seul mot, en disant que le canal de Wharton, c'est du moins l'opinion la plus accréditée aujourd'hui, n'est pas dilatable. Mais nous avons d'autres raisons qui nous autorisent à rejeter complètement cette théorie. Ces raisons, nous les trouvons dans l'observation de ranule opérée par M. le professeur Forgue, et les voici exposées :

1° Les caractères physiques et la composition chimique du contenu de la tumeur kystique sont tout à fait différents de la salive. D'après cette théorie, on devrait retrouver dans la poche kystique le produit de sécrétion de la glande, c'est-à-dire le liquide salivaire. Or, l'analyse chimique faite par M. le professeur agrégé Moitessier dans le cas de grenouillette qui nous concerne et les analyses chimiques faites par bon nombre d'auteurs, pour des tumeurs de ce genre, concluent à la présence d'un liquide tout à fait différent de la salive.

2° Quoique la sécrétion salivaire soit notablement exagérée pendant les repas, le volume de la tumeur reste stationnaire.

3° Les ouvertures spontanées, ou les incisions de la poche du kyste, contrairement à ce qui se produit pour les fistules salivaires, se ferment avec rapidité, et, si on veut bien se rapporter au cas de notre observation, on y verra que, huit jours après l'opération de M. le professeur Forgue, la plaie était cicatrisée.

Telles sont les raisons pour lesquelles cette théorie doit être rejetée.

3° *Théorie de l'hydropisie de la bourse séreuse de Fleischmann.* — Cette troisième théorie place l'origine de la ranule dans la bourse séreuse de Fleischmann. C'est cet auteur le premier, qui, lors de la découverte de la bourse séreuse qui porte son nom, fit de la grenouillette une hydropisie de cette bourse.

Cette théorie n'a plus à l'heure actuelle sa raison d'être, car presque tous les auteurs s'accordent à nier l'existence de cette bourse séreuse ; ceux qui ne vont pas jusqu'à en nier l'existence, sont obligés de reconnaître qu'elle est très rare et bien souvent problématique.

Mais, si la bourse séreuse de Fleischmann n'existe pas, ou du moins est très problématique, s'il n'y a pas réellement de cavité préformée, prête à se remplir de liquide, il est démontré, en particulier par les recherches d'Alézais, parues dans le *Journal de l'Anatomie*, en 1884, qu'il y a, en arrière de la glande sublinguale, entre le génio-glosse et la muqueuse du plancher, une couche de tissu cellulaire lâche, à grandes mailles, facilement injectable, et qui peut se laisser infiltrer de liquide. Qu'il survienne des déchirures de ces travées celluleuses, et il peut s'en suivre la formation d'une poche constituant le kyste. Cette couche de tissu cellulaire nous servira à expliquer la pathogénie de la ranule opérée par M. le professeur Forgue.

4° *Théorie actuelle : la grenouillette est due à la transformation muqueuse des glandes sublinguales..* — Comment expliquer aujourd'hui la pathogénie de la grenouillette ? Après les travaux de Charles Robin, de Tillaux et principalement le travail récent de Suzanne, l'hypothèse généralement admise est la suivante : la grenouillette a une origine glandulaire et se développe aux dépens de la glande sublinguale, par dégénérescence muqueuse des éléments glandulaires de cette glande.

Cette opinion est fondée sur les nombreuses observations et les extirpations multiples de ranules ; les dissections, les examens histologiques de ces tumeurs, ont démontré qu'on avait affaire à un véritable kyste, avec membrane entourant la cavité close et épanchement liquide renfermé dans cette cavité close.

Le siège précis était toujours dans la glande sublinguale, et jamais dans celle de Blandin.

Un point cependant reste à élucider, c'est que l'examen histologique de la paroi, dans le cas de grenouillette rapportée dans notre observation, démontre l'absence de l'épithélium stratifié, qui, par sa dégénérescence muqueuse, d'après Suzanne, produirait le liquide du kyste. Cet épithélium n'est d'ailleurs que l'élément glandulaire sublingual, en voie de transformation dégénérative. Donc, il ne peut s'agir dans notre ranule, de kyste développé en totalité dans la glande, puisqu'on ne retrouve pas, dans les parois, les couches indiquées par Suzanne, Robin et les auteurs qui font de la glande sublinguale le siège d'origine de la grenouillette commune. Nous pensons donc que la grenouillette opérée par M. le professeur Forgue a eu, comme les auteurs s'accordent unanimement à le dire, son origine dans la glande sublinguale, bien que les coupes examinées par M. le professeur Vialleton n'aient pas montré la couche épithéliale stratifiée et les culs de-sac-glandulaires, qui sont la preuve anatomique de la dégénérescence muqueuse formant le kyste. Mais nous pensons aussi que l'acinus qui a été l'origine de la grenouillette a pu se rompre dans le tissu cellulaire qui sépare la muqueuse du génio-glosse et a pu, en décollant celle-ci, donner naissance à la tumeur.

En résumé, nous pouvons dire que la grenouillette commune occupe suivant les auteurs deux sièges différents. Pour les Allemands, elle se développe dans la glande de Nühn Blandin. La dilatation du canal de Wharton et l'hydropisie de la bourse de Fleischmann sont des hypothèses inadmissibles et ne peuvent expliquer l'origine, pas plus que le mode de formation des tumeurs sublinguales.

Pour les Français, et c'est la théorie actuellement admise par tout le monde, elle a son siège d'origine dans la glande sublin

guale, et le kyste est formé par dégénérescence muqueuse des
éléments glandulaires. Mais, dans certains cas de rupture, dès
son origine, du kyste primitif dans le tissu cellulaire séparant la
muqueuse, du génio-glosse, et notre observation semble rentrer
dans un de ces cas, il se produit secondairement une grenouillette mixte, dont la paroi est constituée seulement par la
muqueuse buccale enflammée. C'est alors cette muqueuse buccale seule, que l'on trouve à l'examen histologique.

Cette variété de grenouillette explique en partie la confusion
qui a longtemps régné sur la pathogénie et principalement sur le
mode de formation de ce kyste.

CHAPITRE III.

Anatomie pathologique

D'une façon générale, la grenouillette commune ou sublinguale occupe le plancher de la bouche, en dehors de la ligne médiane. Peu adhérente à la muqueuse au-dessous de laquelle elle est immédiatement placée, elle repose sur les muscles mylohyoïdiens et hyo-glosse, avec lesquels elle présente souvent des connexions intimes.

La grenouillette est la plupart du temps, c'est ce que permettent d'affirmer les nombreuses dissections et ablations pratiquées, un épanchement liquide, enfermé dans une cavité close et entouré d'une membrane complète.

L'anatomie pathologique de cette tumeur est donc bien simple à étudier et nous présente deux choses :

1° Une poche.
2° Un contenu.

La poche est close de toutes parts ; elle a pour paroi propre une membrane mince, dont la surface interne est lisse et en contact avec le contenu liquide ; quant à la surface externe, elle présente les connexions déjà indiquées. Les parois de la poche ont une épaisseur variable.

Ordinairement minces, elles peuvent, dans certaines grenouillettes anciennes, s'épaissir, s'indurer et même prendre une consistance cartilagineuse.

La muqueuse glisse en général facilement sur le kyste auquel elle est unie par du tissu cellulaire très lâche.

Charles Robin, dans une note parue dans les *Comptes rendus de la Société de biologie de Paris* 1857, donne la structure complète de la paroi de ces tumeurs.

D'après cet auteur, l'épaisseur de la paroi est de 1 millimètre au plus. La face interne est lisse, plus séreuse que muqueuse, un peu gluante au toucher. Cette face interne est tapissée d'un épithélium discontinu, c'est-à dire manquant par places, composé d'une seule couche ou rangée de cellules, la plupart prismatiques, fort élégamment disposées les unes contre les autres. Ces cellules sont très finement granuleuses, pourvues d'un noyau ovoïde, régulier, contenant un nucléole sur un certain nombre de cellules seulement.

Au-dessous de cet épithélium, et immédiatement à nu dans les points où celui-ci manque, on trouve, toujours d'après cet auteur, une couche assez épaisse, de 1 à 2 dixièmes de millimètre, composée de matière amorphe et de corps fusiformes fibro-élastiques. Quelques rares noyaux avec un petit nucléole brillant.

Après cette couche, on trouve des fibres de tissu lamineux non disposées en faisceaux, très élégamment entrecroisées, toutes un peu ondulées et parcourues par de nombreux capillaires pleins de sang, formant des mailles assez étroites.

On voit, par cet examen complet, que la paroi des grenouillettes est constituée: par une membrane fibreuse, tapissée à sa face interne d'un épithélium.

Recklinghausen, dans un cas, a trouvé un épithélium stratifié, formé d'une seule couche de cellules cylindriques et d'une couche sous-jacente de cellules cubiques. Cet épithélium peut même être très épais et formé de plusieurs couches superposées : les profondes cylindriques, les superficielles arrondies, globuleuses, irrégulières, en voie de destruction incessante par dégénérescence muqueuse.

De Gastel et Bazy, qui ont fait de nombreux examens histologiques de parois de grenouillettes, ont signalé dans l'épaisseur de ces parois des dépressions en doigt de gant, tapissées par une couche de cellules cylindriques, s'ouvrant dans le kyste, des dépressions à fond arrondi plus large que l'orifice et enfin des cavités, de volume variable, tapissées par un épithélium cylindrique, cavités dilatées et remplies de liquide, indépendantes de la cavité du kyste, « véritables grenouillettes en miniature ».

Tout récemment, cette étude complète de la poche a été reprise par un élève de Coyne, Suzanne de Bordeaux, qui a étudié et contrôlé ces diverses particularités. Voici du reste, pour nous résumer, les conclusions de cet auteur :

« La paroi d'une grenouillette commune est formée :

» 1° Par la muqueuse buccale saine.

» 2° Par une couche fibro-élastique renfermant dans son épaisseur de nombreux lobules glandulaires sclérosés, dont les acini, atrophiés, sont en voie de destruction par dégénérescence muqueuse, renfermant un grand nombre de fibres musculaires striées, toutes parallèles à la muqueuse et au frein de la langue et situées seulement sur la ligne médiane.

» 3° Par une zone embryonnaire peu épaisse.

» 4° Par une tunique épithéliale dont les cellules cylindriques sont en voie de prolifération et de destruction incessante par dégénérescence muqueuse.» Cette dernière tunique, nous l'avons déjà dit, est absente dans le cas de ranule de M. le professeur Forgue.

On voit par-là que la paroi de la ranule n'est pas une paroi simple comme on l'avait supposé tout d'abord ; sa structure rappelle d'une manière grossière celle d'un grand nombre de kystes ovariques, où, à côté d'une grande loge, qui paraît à elle seule constituer le kyste, on en trouve un certain nombre beaucoup plus petites, accolées à ses parois. Ces grenouillettes en miniature, comme on les a appelées, ces petits kystes peuvent être le point de départ de ranules vraies, et c'est là un des modes de récidives, mais non le seul. D'où la nécessité, nous le verrons au chapitre du traitement, de détruire d'une façon complète toute l'épaisseur de la paroi.

Voilà pour la poche. Etudions maintenant le contenu.

Le contenu des grenouillettes est peu variable. C'est un liquide incolore, clair, limpide, filant, visqueux, très albumineux, absolument analogue à du blanc d'œuf.

La consistance, elle, est souvent variable. Dans aucun cas, elle n'est celle de la salive ordinaire. Cette consistance est parfois telle que des lavages répétés, des injections puissantes peuvent seuls détacher le liquide de la paroi kystique.

Les analyses de Weber, Gmélin, Haller ont montré que ce liquide n'avait pas la composition chimique de la salive. Il diffère, en effet, de celle-ci par la présence d'une quantité notable de mucine et d'albumine, par la non-existence du ferment qui transforme l'amidon en sucre et par l'absence de sulfocyanure de potassium.

Examiné au microscope, ce liquide ne contient que des noyaux granuleux et des débris d'épithélium plus ou moins altéré. Il ne se trouble pas par l'ébullition et donne un précipité floconneux par le tannin et le bichlorure d'argent, un précipité floconneux aussi, mais plus abondant par l'acide acétique. Enfin, il ne se colore pas en rouge par l'addition de chlorure de fer et ne transforme pas la fécule en glycose.

Lorsque la tumeur est ancienne, qu'elle est enflammée, le liquide peut devenir rougeâtre, jaunâtre et même purulent. La quantité est en rapport avec le volume de la tumeur.

C'est Labbé qui a démontré le premier, que les caractères du liquide varient avec l'ancienneté de la ranule. Est-elle récente, son contenu est incolore, visqueux, très albumineux, ses parois minces et souples. Est-elle ancienne et volumineuse, le liquide devient trouble, jaune-rougeâtre, puriforme ou épais, en même temps que ses parois s'épaississent.

CHAPITRE IV

Symptomatologie.

La grenouillette commune a un début généralement insidieux, et c'est par hasard, ou parce qu'il éprouve une certaine gêne dans les mouvements de la langue, que le malade constate l'existence de la tumeur.

Celle-ci, arrondie ou légèrement ovoïde, siège sur le plancher de la bouche, en dehors de la ligne médiane, à droite ou à gauche du frein.

Il est rare qu'elle empiète sur la ligne médiane. La ranule opérée par M. le professeur Forgue occupait franchement la région droite. Les dimensions de la ranule sont très variables, du volume d'un petit pois à celui d'une grosse orange. Il en existe même de plus volumineuses. Les dimensions de la grenouillette influent sur son siège, sur son aspect et sur sa forme. Petite, elle est arrondie ou un peu ovoïde; sa coloration est rosée ou noirâtre, bleuâtre quelquefois, grâce à la minceur de la membrane celluleuse qui entoure le liquide. Cette tumeur est peu mobile, molle, élastique; il est difficile de la déplacer sur les tissus sous-jacents, bien que ses adhérences ne soient pas très intimes. Elle est indolente spontanément, peu sensible aux pressions et nettement fluctuante.

Les symptômes fonctionnels sont peu marqués, et, si on veut bien se rapporter à notre observation, on y verra que le malade n'éprouvait qu'une gêne minime dans la prononciation de certains mots, et n'était pas autrement incommodé par sa tumeur, soit pour boire, soit pour manger, soit pour respirer. Comme l'a fort bien fait remarquer M. le professeur Forgue, le timbre de voix du malade n'avait aucune analogie avec le coassement de la grenouille.

Les grenouillettes sublinguales, nous l'avons déjà dit, sont indolores et peu sensibles à la pression ; leur développement est lent, aussi arrivent-elles rarement à causer des accidents sérieux.

Tant que la grenouillette ne dépasse pas le volume d'une noisette, elle n'occasionne aucun phénomène général. Aussi les malades ne s'aperçoivent que par hasard de leur tumeur et ne viennent consulter le chirurgien que lorsque, par son développement progressif, elle occasionne une gêne fonctionnelle plus considérable. Ce développement de la grenouillette commune est toujours lent et pour ainsi dire insensible ; le cas relaté dans notre observation en est un bel exemple.

Malgré leur bénignité habituelle, les grenouillettes peuvent cependant, par suite de leur volume, gêner la phonation et la déglutition. Chez le nouveau-né, la succion peut rapidement devenir difficile et même impossible. On a exceptionnellement noté la suffocation. Ordinairement, en effet, la tumeur, lorsqu'elle a atteint un certain développement, se crève spontanément et se vide. Mais, le plus habituellement, elle ne tarde pas à se reproduire ; rarement les ruptures sont suivies de suppuration. Il arrive aussi que, dans quelques cas, la rupture n'a pas lieu, et alors vient un moment où la distension de la poche kystique, le refoulement de la langue en haut et en arrière, déterminent, dans la mastication, dans l'articulation des mots un trouble notable et plus grand de jour en jour. C'est dans ces cas-là qu'ont été notés des accès de suffocation parfois assez graves. Quand la tumeur acquiert des proportions gigantesques, elle refoule en bas le plancher de la bouche, déplace les dents en avant, et peut même, dit-on, amener à la longue des déformations de la mâchoire inférieure. Les anciens chirurgiens nous ont transmis la relation de quelques-unes de ces grenouillettes, dont les énormes dimensions expliquent parfaitement la gravité des symptômes. Dans une observation rapportée par Louis, une religieuse portait sous la langue une tumeur qui remplissait la bouche et avait repoussé en dehors les dents des deux mâchoires. Mais, disons-le tout de suite, ces faits sont exceptionnels.

En grossissant, le kyste perd la plupart de ses caractères primitifs. La forme devient irrégulière, bosselée, ses parois s'épaississent, et, nous l'avons déjà vu, son contenu peut devenir plus visqueux et même purulent. La distension des filets nerveux de la région, par l'accroissement de la tumeur, peut donner lieu à des douleurs très vives ; la compression des organes voisins, principalement des branches du nerf lingual, explique certaines souffrances.

Tous ces troubles fonctionnels, qui marchent parallèlement à l'accroissement de volume de la tumeur, disparaissent, cela va sans dire, avec la rupture spontanée du kyste, rupture que nous avons dit se produire très souvent, lorsque la distension de la poche était trop grande.

Les auteurs du Compendium citent l'histoire d'une dame chez laquelle la rupture de sa grenouillette avait lieu tous les cinq ou six mois ; la poche s'affaissait, un flot de liquide s'écoulait dans sa bouche et était rejeté à l'extérieur. Mais bientôt le kyste se reformait jusqu'à nouvelle rupture.

Cette marche est excessivement rare, car le malade consulte généralement un chirurgien, qui le débarrasse pour une bonne fois de son affection.

Tels sont les symptômes principaux de la grenouillette vulgaire ; leur connaissance nous servira dans le prochain chapitre à établir le diagnostic et à faire connaître le pronostic de ces tumeurs.

CHAPITRE V

Diagnostic et Pronostic.

———

La grenouillette sublinguale ou vulgaire est d'un diagnostic facile. Ce diagnostic repose sur l'étude des principaux signes physiques, sur le siège, la forme, la transparence et la fluctuation de la tumeur.

La grenouillette a été définie « une tumeur liquide et enkystée ».

Le premier caractère de cette définition nous permet d'éliminer immédiatement les tumeurs solides de la région, cancers, adénomes, enchondromes.

Mais il est des tumeurs qui, par leur siège et leur mollesse relative, se rapprochent quelque peu de la grenouillette et qu'il importe d'en séparer ; ce sont surtout les lipomes et les tumeurs érectiles.

Le diagnostic de lipome sera facile à éliminer. En effet, les lipomes sont excessivement rares dans cette région ; or, une règle de pathologie générale chirurgicale nous apprend qu'il faut toujours songer, en première ligne, aux choses fréquentes, lorsqu'on a à poser un diagnostic de tumeur quelconque. Aussi, l'erreur est-elle restreinte, et il sera plus facile de prendre un lipome pour un kyste, qu'un kyste pour un lipome. Le lipome, chose essentielle à noter, siège surtout sur la ligne médiane, où existe du tissu adipeux. La coloration du lipome est en plus jaunâtre ; il ne donne pas à la main qui le palpe la sensation de

rénitence et de fluctuation que donne le kyste. En dernière ana·
lyse, la ponction exploratrice lévera tous les doutes.

Après les lipomes, les tumeurs érectiles peuvent, elles aussi,
prêter à confusion. Mais on les différenciera des grenouillettes, en
ce qu'elles sont en général plus bleuâtres et surtout qu'elles se
distendent par l'effort.

Les tumeurs sanguines et les kystes hydatiques ont un contenu
trop caractéristique, et la simple ponction permettra d'affirmer le
diagnostic de ce genre de tumeurs.

Que penser du pronostic de cette affection ? On peut affirmer
sans crainte que le pronostic est sans gravité chez l'adulte.

Mais, comme en tout et pour tout, il faut cependant faire quelques réserves. Le volume de la tumeur, l'âge du sujet, l'état de
simplicité ou les complications, doivent entrer en ligne de
compte. Simplement gênantes dans la plupart des cas, ces tumeurs
peuvent apporter parfois un obstacle sérieux à diverses fonctions.
Quelques auteurs auraient observé la mort pendant un accès de
suffocation ; dans un autre cas, l'asphyxie aurait été produite par
rupture du kyste et chute du liquide dans les voies aériennes.

Chez les enfants à la mamelle, la difficulté de l'alimentation
peut amener des dangers.

Enfin la grenouillette comporte un gros point noir : son apti-
tude à récidiver si souvent et dans un délai si bref, malgré quelquefois les traitements les plus énergiques et les mieux dirigés.

En résumé, la grenouillette commune, bien que dite relativement bénigne et rare, est malgré tout une affection sérieuse et
qu'on ne doit pas négliger de traiter. Mais, en somme, on peut
conclure avec Duplay que l'inconvénient le plus sérieux de ces
tumeurs, c'est la difficulté qu'il y a quelquefois à les guérir et
leur fâcheuse tendance à la récidive.

CHAPITRE VI

Traitement.

Quel mode de traitement employer à l'égard d'un genre de tumeur à récidive si facile et parfois si rapide ?

De nombreux procédés chirurgicaux ont été préconisés. Nous allons les passer en revue d'une façon succincte en n'insistant que sur les plus usités. Nous indiquerons en dernier lieu le genre de traitement employé aujourd'hui, pour empêcher autant que possible de trop nombreuses récidives.

Tout d'abord, une question que l'on doit se poser est la suivante : la grenouillette peut-elle guérir spontanément et à l'aide des seuls moyens médicaux. La réponse à cette question doit être négative. Le traitement médical est absolument inefficace, et jamais les topiques, les purgatifs, les antiphlogistiques et la saignée ne seront capables d'amener la guérison d'une ranule. Tous ces procédés, dont les anciens chirurgiens usaient largement, doivent être laissés de côté.

Le traitement chirurgical seul doit être mis en usage. Employé dans l'antiquité la plus reculée comme palliatif, il est employé de nos jours comme curatif.

Le premier procédé en date, qui servait de traitement palliatif, est la ponction simple de la tumeur ; c'est le plus élémentaire, mais aussi le plus universellement abandonné.

L'excision, qui n'est guère qu'une modification de la ponction, a joui aussi pendant longtemps d'un crédit à peu près égal au premier procédé. Mais on comprend très bien que ces deux procédés, excellents pour soulager le malade en vidant momentanément son kyste, ne le mettaient pas à l'abri des récidives si fréquentes de ces tumeurs. Exciser la poche, c'est enlever une partie du danger, mais une partie seulement, puisque ce qui reste de la paroi va continuer à sécréter, et l'opération incomplète donne des résultats incomplets.

Ambroise Paré, qui croyait la grenouillette «matière pituiteuse froide, humide et visqueuse qui tombe du cerveau sous la langue», faisait de la cautérisation ignée la méthode de choix. Il décrivit même un fer « de figure cambre comme chausse pied » convenant d'une façon parfaite pour ouvrir « ladite apothème. »

C'est assez tard qu'il vint à l'idée des chirurgiens, découragés par l'insuccès de leurs entreprises, d'user de moyens plus radicaux et de prévenir les récidives en enlevant la plus grande partie de la paroi kystique et en cautérisant la portion de paroi qui n'avait pas été enlevée. On se servait généralement de nitrate d'argent, puis au nitrate on substitua le perchlorure de fer et le chlorure de zinc.

Les galvano-cautères et la galvano-caustique chimique servirent à remplacer le crayon et le zinc. Cette cautérisation au fer rouge aveugle et dangereuse ne permet pas toujours de détruire le kyste dans ses recoins les plus cachés.

Nombreux sont les auteurs qui ont combiné la cautérisation avec une large incision. Hunter en 1770, Louis en 1774, J. L. Petit, emploient ce procédé et se servent tour à tour du nitrate d'argent, du bichlorure de mercure, du perchlorure de fer, du chlorure de zinc.

Les injections modificatrices n'ont jamais eu une bien grande vogue quoiqu'on prétende avoir guéri des ranules par simple lavage de la poche suivi d'une injection iodée. Que cette méthode ait donné de bons résultats, c'est possible, mais de nombreux échecs ont été signalés avec ce mode de traitement.

3

Après énumération rapide de ces divers traitements, quel doit être pour nous le procédé de choix, celui qui doit nous mettre le plus sûrement à l'abri des récidives ?

A nous en rapporter au professeur Trélat, tous les moyens sont bons pour obtenir la guérison, mais «aucun d'eux ne met à l'abri de la récidive». Cette opinion, qui a du vrai, nous semble cependant un peu exagérée, et il est bien prouvé aujourd'hui que le traitement radical employé contre la ranule supprime pour toujours l'affection.

Ce traitement consiste dans l'excision de la poche, suivie de cautérisation. Voici de quelle façon, dans leur traité de thérapeutique chirurgicale, MM. Forgue et Reclus posent les indications thérapeutiques : «...au point de vue thérapeutique le chirurgien a le droit d'être indifférent aux interminables débats sur la question du siége anatomique de la ranule. Qu'elle soit un kyste glandulaire du groupe sublingual, qu'elle résulte d'une ectasie kystique de la glande de Nühn Blandin ou d'une hydropisie de la problématique bourse de Fleischmann, l'indication thérapeutique et le procédé de guérison restent les mêmes. Il y a une poche qu'il faut vider de son contenu et une paroi dont il faut stimuler les propriétés adhésives».

Ce sont ces deux grandes indications que M. le professeur Forgue a remplies dans le cas de grenouillette opérée par lui à sa clinique chirurgicale. Après avoir largement excisé la poche en transperçant la tumeur et la coupant avec des ciseaux, M. le professeur Forgue a cautérisé ce qui restait de la paroi avec une solution de chlorure de zinc au dixième. Le malade, soumis pendant quelques jours à l'alimentation liquide, se gargarise fréquemment la bouche, et la guérison s'obtient généralement.

Dans l'observation relatée dans notre thèse, le malade n'a eu qu'une récidive insignifiante, qui a guéri du reste sans autre intervention. Opéré depuis le mois d'avril et revu par nous ces derniers temps, nous avons pu constater chez lui la guérison complète.

En résumé, chez les adultes et les sujets peu timorés, l'extirpation de la grenouillette nous paraît être la méthode de choix. Complète, elle met à l'abri des récidives. Incomplète, elle se transforme en une excision partielle large, et quelques cautérisations au nitrate suffisent pour amener la guérison.

C'est la méthode que nous préconisons, l'extirpation complète n'étant pas toujours possible et exempte de dangers, lorsque la tumeur a contracté des adhérences solides avec les organes avoisinants.

Quant aux injections irritantes après ponction de la poche, il faut les laisser de côté comme dangereuses.

Chez les nouveau-nés et les personnes trop sensibles, le traitement palliatif, ponction simple du kyste, est indiqué lorsque ce dernier occasionne de la gêne dans certaines fonctions.

CONCLUSIONS

1° La grenouillette sublinguale ou commune est la plus fréquente des grenouillettes ;

2° C'est une affection à symptômes nets, à diagnostic facile, à pronostic bénin ;

3° Son origine, pendant très longtemps discutée, siège dans les glandes sublinguales sclérosées et ayant subi, sous une influence inconnue, la dégénérescence muqueuse et la transformation kystique ;

4° Dans certains cas, et notre observation en est un exemple, le kyste, né dans la glande sublinguale, se développe dans le tissu cellulaire du plancher de la bouche, par rupture d'un acinus ;

5° Le traitement se réduit à l'excision de la poche, suivie de la cautérisation au chlorure de zinc.

INDEX BIBLIOGRAPHIQUE

ALEZAÏS. — Journal de l'Anatomie, 1884, pag. 441.

BAZY. — Anatomie pathologique de la grenouillette. Progrès médical. Paris 1883, pag. 735.

BOYER. — Contribution à l'etude du traitement de la grenouillette sus-hyoïdienne. Thèse de Lyon, 1895-1896.

CHABERT (J.) — Des grenouillettes. Thèse de Montpellier, 1884, n° 55.

CHAUVEL. — Art. grenouillettes du dict. encycl. des sciences médicales. Paris 1884. Quatrième série. Tom. X, pag. 628.

CORNIL ET RANVIER. — Manuel d'histologie pathologique. Paris 1884, tom. II, pag. 426.

DIEU. — Cas de grenouillette sublinguale et sus-hyoïdienne. Bul. et mém. de la Soc. de Chir. Paris 1881. Nouv. série, tom. V. pag. 456 ; discussion pag. 475, 498, 518.

FORGET. — Mém. sur la nature, l'origine et le siège de la grenouillette, In mém. de la Soc. de Chir., tom. II, pag. 219, 1851.

FORGUE ET RECLUS. — Traité de thérapeutique chirurgicale 1898, tom. II, pag. 409.

GASTEL ET BAZY (DE). — Anatomie pathologique de la grenouillette sublinguale ou commune. Bull. de la Soc. Anat. Paris, 16 février 1883, pag. 735.

GOSSELIN. — Bull. gén. de thérapeutique, tom. L, 1856.

HARTMANN. — In traité de chirurgie. Duplay et Reclus, tom. V.

JEANBRAU. — Un cas de grenouillette sublinguale. Examen histologique de la poche. Pathogénie. Montpellier médical, juillet 1898.

JOBERT DE LAMBALLE. — Grenouillette, etc. Gaz. des hóp. Paris 1851. pag. 401.

LARREY. — Note sur la grenouillette. In nouv. journal de médecine, tom. VII, pag. 292, 1820.

Louis. — Tumeurs salivaires des glandes maxillaire et sublinguale. Mém. de l'Acad. roy. de chir. Paris 1757. tom. III, pag. 460.

Morestin. — In traité de chirurgie de Le Dentu et Delbet, tom. II.

Panas. — Traitement de la grenouillette par le chlorure de zinc. In journal de médecine, n° 32, 1877.

Recklinghausen. — Ueber die ranula die cyste der Bartholin'schen Drüse... Arch. f. path. anat. und phys. Berlin 1881. tom. LXXXIV, pag. 425.

Robin (Ch.). — Comptes rendus et mém. de la Soc. de biol. Paris 1857. Deuxième série, tom. IV, pag. 207.

Sonnenburg (E). — Sitz und Behandlung der ranula. Arch. für klin. chir. Berlin, 1883, tom. XXIX, pag. 627.

Suzanne. — Recherches anatomiques sur le plancher buccal avec étude anatomique et pathogénique sur la grenouillette commune ou sublinguale. Arch. de physiol. Paris 1887. Troisième série, tom. X, pag. 141 et 165. Thèse de Bordeaux, 1886, 1887.

Tillaux (P.).—Bull. de la Soc. de chir. Paris, 1874. Troisième série. tom. III, pag. 319.

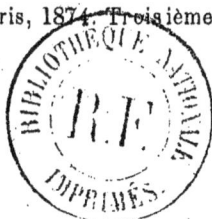

www.ingramcontent.com/pod-product-compliance
Lightning Source LLC
Chambersburg PA
CBHW070750220326
41520CB00053B/3803